Winterblues aktiv umgehen

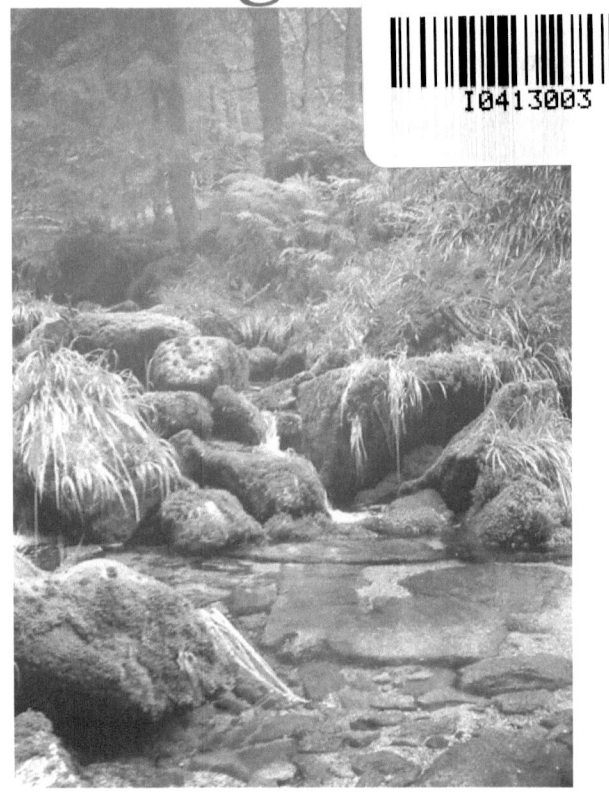

21 Tipps gegen Depressionen in der dunklen Jahreszeit...
So hat die Herbst/Winterdepression keine Chance...

SPRICHWORT

Mögest du Ruhe finden, wenn der Tag sich neigt und deine Gedanken noch einmal die Orte aufsuchen, an denen du heute Gutes erfahren hast. Auf dass die Erinnerung dich wärmt und gute Träume deinen Schlaf begleiten.
Irisches Sprichwort

Vorwort

Hallo, mein Name ist Monika Braun, Autorin von einigen erfolgreichen Gesundheitsratgebern. Heute möchte ich Ihnen eingangs kurz zwei Beweggründe schildern, weshalb ich diesen vorliegenden Ratgeber schrieb.

Der Hauptgrund ist, dass ich persönlich von dem Phänomen Winterblues oder Herbstdepression betroffen war. Und ich wusste nicht wieso, warum übermannte mich in der dunklen Jahreszeit stets die Niedergeschlagenheit und Schlappheit.

Es gab keinen Grund. Ich habe eine prächtige, liebevolle Familie, einen ausfüllenden Beruf, ein gemütliches Heim, eine quietsch fidele Katze, also was sollte dieser Trübsinn im Winter. Jedes Jahr dasselbe…. Es langweilte! Die Experten nennen es Herbstblues saisonal abhängige Depression (SAD), lies ich mir sagen.

Der zweite Grund ist, dass ich zuvor genannte Tatsache eingehend beobachtete. Im Laufe der Zeit mir zahlreiche Kniffe aneignete, welche es einfach nicht mehr zulassen, dass ich mich ab der dritten Jahreshälfte nur noch wie ein lasches Spültuch fühle.

Und eben diese Erfahrungen, Tricks und Hinweise möchte ich Ihnen verraten, damit Sie ebenso beschwingt durch die dunkle Jahreszeit kommen.

Lassen Sie die anderen getrost langweilig sein, Sie aber genießen jeden Tag. Egal ob es stürmt oder schneit, Sie sind stets bereit.

Begrüßen Sie mit mir gemeinsam den nächsten Tag! Was wird er uns bringen? Wir haben es in der Hand. Machen Sie was daraus.

Ihre

Monika Braun

Inhaltsverzeichnis

5. Tipp - Hobbys für den Alltag

6. Tipp - Draußen leblos und trist, drinnen reizvoll.

7. Tipp - Kitschig aber hilfreich - behagliches Bad

8. Tipp - Von Erkältungen fernhalten.

9. Tipp - Für Energie sorgen.

10. Tipp - Beim Schlaf nicht übertreiben.

11. Tipp - Freunde, Verwandte, Bekannte

12. Tipp - Lästiges aus dem Plan streichen.

13. Tipp - Witz für die gute Laune

14. Tipp – Sich ein Lichttherapiegerät anschaffen.

15. Tipp – Wagen Sie was, etwas wovon Sie immer träumten.

16. Tipp – Das Angenehme mit dem nützlichen verbinden.

Der 10 Fragen Selbsttest

Wollen Sie sich selbst vergewissern, ob bei Ihnen der Anflug einer zeitlich bedingten Depression vorliegt. Nur zu. Der nachfolgende Test ist für mich immer ein kleines Signal aufzupassen, um mitnichten in ein dunkles Loch zu fallen.

Sobald ich merke, dass ich 5 der 10 Fragen mit Ja beantworte, schrillen meine Alarmglocken und ich reagiere noch am gleichen Tage. **Wie?** Darüber später mehr.

Ich möchte allerdings anmerken, dass der Testlauf keineswegs repräsentativ ist. Sehen Sie diesen einfach als „Anschubser" an, um nicht in den Winterblues zu sinken.

Bei bereits vorhandener Niedergeschlagenheit rate ich Ihnen auf jeden Fall, einen Doktor zu konsultieren. Nur Ihr behandelnder Arzt kann beurteilen, ob Sie an einer Winterdepression leiden.

Alle anderen starten jetzt! Holen Sie sich Block und Bleistift.

Leiden Sie in den Monaten Oktober bis März an:

Leiden·Sie·an·Niedergeschlagenheit? → → JA → → Nein¶

Sind·Sie·oft·traurig? → → → → → JA → → Nein¶

Sind·Sie·oft·müde·und·haben·↵
keine·Energie·für·nichts? → → → → JA → → Nein¶

Haben·Sie·Heißhunger·auf·Süßes? → → → JA → → Nein¶

Bevorzugen·Sie·jetzt·lieber·deftige·Speisen? → JA → → Nein¶

Schlafen·Sie·länger·und·kommen·morgens·↵
kaum·hoch? → → → → → → JA → → Nein¶

Nimmt·die·„Aufschieberitis"·überhand? → → JA → → Nein¶

Können·Sie·sich·schwer·konzentrieren → → JA → → Nein¶

Fallen·Ihnen·Entscheidungen·schwerer·↵
als·sonst? → → → → → → → JA → → Nein·¶

Nehmen·Sie·derzeit·sehr·schnell·zu? → → → JA → → Nein¶

¶

¶

Ihr·Ergebnis? → = → ¬___·x··JA¶

Wie viele Fragen haben Sie mit JA beantwortet? Wie sieht Ihre derzeitige Situation aus. Notieren Sie sich das Ergebnis in einen Kalender, oder gleich **HIER!**

Schreiben Sie sich Ihre plötzlich einfallenden Gedanke auf. Warum sind Sie oft traurig? Etc.

Hier ist Platz für Ihre Gedanken:

So, bevor ich Ihnen nun meine **21 ErfahrungsTipps** verrate, möchte ich zuvor einige Fragen beantworten:

„Was versteht man unter Winterdepression, welche Symptome gibt es usw. usw.".

Da ich persönlich über keine ärztliche Ausbildung verfüge, bediene ich mich zeitweise auch der Datenbank Wikipedia, um eine konkrete Antwort darauf zu geben.

Starten wir jetzt:

Die wichtigsten Symptome einer Winterdepression

Einer repräsentativen Umfrage zufolge wurden diese 10 Punkte als wichtigste Symptome einer Winterdepression festgestellt.

1. starkes Bedürfnis zu schlafen

2. morgendliche Müdigkeit

3. depressive Verstimmung

4. Schlafstörungen

5. stärkerer Appetit

6. Reizbarkeit

7. Schlaflosigkeit

8. Antriebslosigkeit und Energiemangel

9. Hang zur Abhängigkeit (Drogen, Alkohol, Tabak...)

10. Libido Verlust

Winterdepression was ist das?

Die Winterdepression oder saisonal-affektive Störung (auch SAD von Seasonal Affective Disorder; saisonal abhängige Depression) ist eine depressive Störung, die in den Herbst- und Wintermonaten auftritt.

Als Sonderform der affektiven Störungen ist sie im ICD-10 den rezidivierenden depressiven Störungen zugeordnet.

Neben den depressiven Symptomen bedrückte Stimmung, Reduzierung des Energieniveaus und Ängstlichkeit kommen atypische Symptome hinzu wie Verlängerung der Schlafdauer, verstärkter Appetit auf Süßigkeiten (Kohlehydratheißhunger) und Gewichtszunahme.

Bei der saisonal unabhängigen Depression treten eher Appetitlosigkeit, Gewichts- abnahme und Schlafverkürzung auf.

Quelle: http://de.wikipedia.org/wiki/Winterdepression

Was ist die Ursache einer Winterdepression?

Als eine Ursache werden Störungen des biologischen Tagesrhythmus angenommen.

Es bestehen bzgl. der Ätiologie unterschiedliche Hypothesen. Eine besagt, dass die Symptomatik der SAD-Patienten in Zusammenhang mit dem Melatoninstoffwechsel steht und somit eine Beeinflussung des Melatoninspiegels einen antidepressiven Effekt haben kann.

Das Auftreten der depressiven Symptome im Winter lässt sich dieser Theorie zufolge mit der erhöhten Melatoninproduktion in den dunklen Wintermonaten und den daraus resultierenden niedrigeren Serotoninspiegeln erklären (Melatonin ist ein Abbauprodukt des Serotonin).

Niedrige Serotoninspiegel wiederum werden insbesondere bei der SAD für die depressive Symptomatik und die ansonsten atypischen Symptome verantwortlich gemacht.

Einige Wissenschaftler argumentieren, dass die jahreszeitlichen Schwankungen im menschlichen Verhalten entwicklungsgeschichtlich eine wichtige Bedeutung für das Überleben der Gruppe gehabt haben könnten.

Die Tatsache, dass der Organismus als Reaktion auf die kürzer werdenden Tage mit Schonung der eigenen Ressourcen (durch bspw. vermehrten Schlaf) und Gewichtszunahme reagiert, war nach dieser Theorie ein überlebenswichtiger Vorteil.

Problematisch wird dieser Mechanismus erst in der modernen westlichen Gesellschaft, wo Ressourcen zu allen Jahreszeiten im Überfluss zur Verfügung stehen.

Quelle: **http://de.wikipedia.org/wiki/Winterdepression**

20 Tipps um erfolgreich durch die düstere Jahreszeit zu kommen.

Stehen die dunklen, sowie kühlen Jahreszeiten vor der Tür, so ist die Herbst- und Winterdepression meist gleich mit im Gepäck.

Doch wie kann man sich gegen Depression gepaart mit Lustlosigkeit im Verlauf der winterlichen Saison schützen, um später wieder fröhlich in den Frühling einzusteigen? Die anschließenden Tipps können allen helfen, die einer Winter-, beziehungsweise Herbstdepression entgegenwirken wollen.

1. Tipp - Den Morgen fehlerlos gestalten.

Der Morgen ist der Beginn des Tages. Und für viele Menschen macht besonders der Start den Verlauf der übrigen 24 Stunden aus.

Die Devise lautet also: Wer seinen Tagesbeginn einwandfrei gestaltet, wird eben sicherer durch den restlichen Tag gehen. Ohne mit Lust- und Motivationslosigkeit zu kämpfen.

Man kann ebenfalls behaupten:

„Plane Deinen Tag".

Dabei ist es von immenser Bedeutung, den jungen Tag mit allerlei Dingen zu füllen, die einen befriedigen und glücklich machen. Beispielsweise ein leckeres Frühstück, so wie man es am liebsten mag, ungemein hilfreich.

Mein Powerfrühstück sieht so aus:

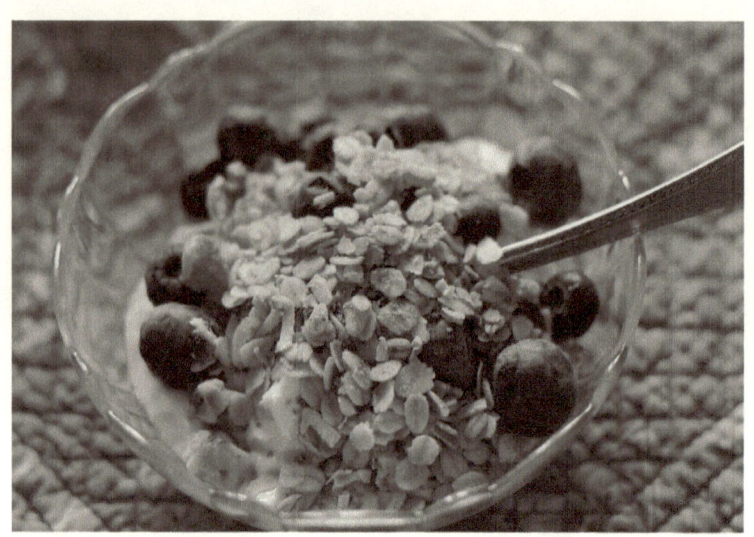

Grundzutaten:

Joghurt, Haferflocken, Hanfsamen, Blaubeeren oder Früchte der Saison, etwas Rohrzucker zum Versüßen.

Hier kann man seiner Fantasie freien Lauf lassen. Schmeckt mit frischen Erdbeeren auch lecker.

Ich gebe aber zu, dass mir diese Zusammenstellung ab und an etwas zu einseitig ist. Aus diesem Grunde habe ich mir ein Buch aus dem riva-Verlag gekauft mit folgendem Titel: **Das große Buch der Paleo-Ernährung.**

Unglaublich interessant.

In der Linkliste dieses Ratgebers stelle ich Ihnen eine URL zu einem Podcast gerne zur Verfügung. Wer mehr erfahren will, kann sich dort informieren. Betonung liegt auf „mehr". Keine Kaufaufforderung!

Ein weiterer bedeutsamer Aspekt ist Musik. Diese vereinfacht mir den Start in den Tag und die Laune verbessert sich im Minutentakt. Ich mag gerne Soulmusik. (Vorbelastung meiner Jugend) besagte Mucke bringt was mich anbelangt, in Schwung.

Aber jeder, wie er möchte. Einer liebt die Helene F., andere wiederum Cro.

Swingen Sie im Takt der Musik und wenn es bei der Frühstückszubereitung ist.

Dazu noch eine leckere Tasse Kaffee. Und der Tag kann beginnen!

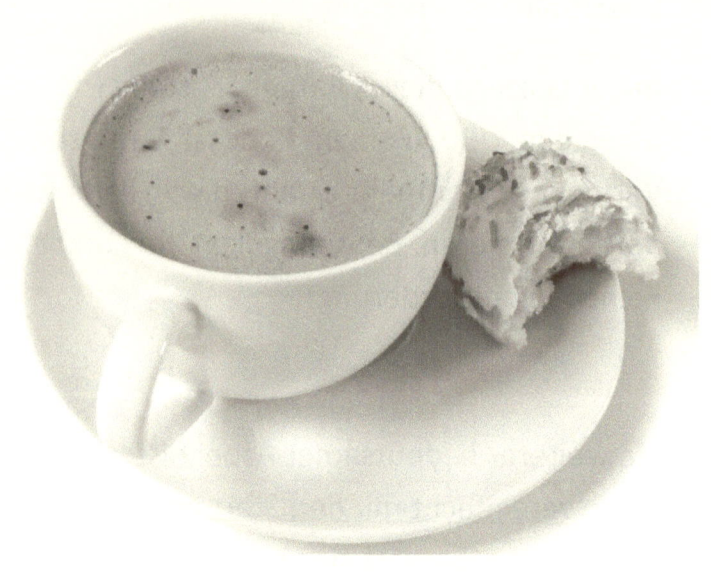

2. Tipp - Wärme für mehr Wohlfühlatmosphäre.

Wärme hat definitiv Auswirkungen auf unser Gemüt. Wem kalt ist, dem fehlen oftmals die Lust und auch das positive Gefühl, welches man infolge des Tages gerne hätte.

Um einer Winter- und Herbstdepression aus dem Weg zu gehen, mag auf Wärme zurückgegriffen werden. Diese fängt bereits bei der passenden Kleidung an. Denn die Bekleidung sollte einerseits viel Behaglichkeit geben, dennoch im Gegenzug keineswegs zum Schwitzen anregen.

Am Abend entspannt eine Wärmeflasche unser Gemüt. Oder die ruhigen Stunden vor einem Kamin. (Offene Feuerstelle bei mir im Wohnzimmer) Ich könnte dem Flammenspiel stundenlang zusehen.

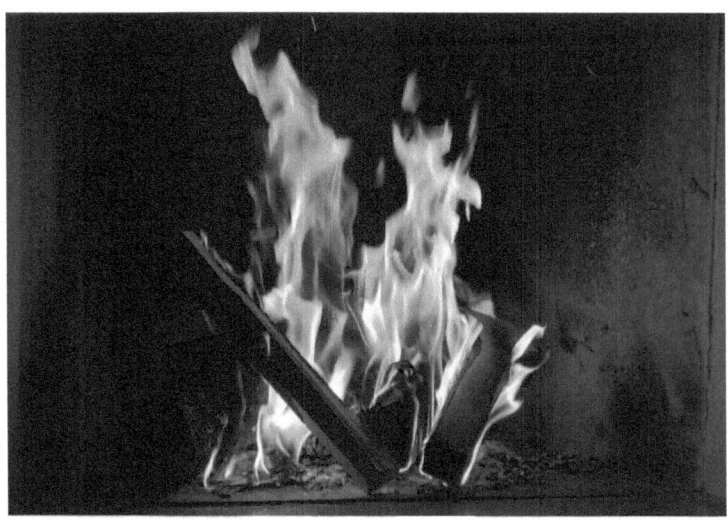

Und dennoch tat ich folgendes:

Vor zwei Jahren legte ich mir einen Ethanol Wärmekamin zu. Ich gestehe, vor der Anschaffung herrschte bei mir eine ungemeine Skepsis.

Handhabung - Geruch usw.
Doch heute bin ich froh, über meinen Schatten gesprungen zu sein.

Gerade in der Übergangszeit erfreut er mich tagtäglich, sobald ich von der Arbeit nach Hause komme. (Da es mitunter auch mal später sein kann, lohnt sich die offene Feuerstelle nicht mehr)

Warum auch. Ruckzuck ist das Wohnzimmer gemütlich warm und überschlagen.

Mit diesen zusätzlichen Wärmequellen kann sich,-vor allem bei unseren milden Wintern-, damit der Griff zum Schalter für die Heizungsanlage hinaus zögern.

Das spart Heizkosten. Ja, ich höre Sie bereits, die Zweifler mit dem Ausruf: „Milchmädchenrechnung". Ethanol und Holz muss dennoch gekauft werden.

Alle Sprüche sind mir bekannt, argumentierte früher genauso.

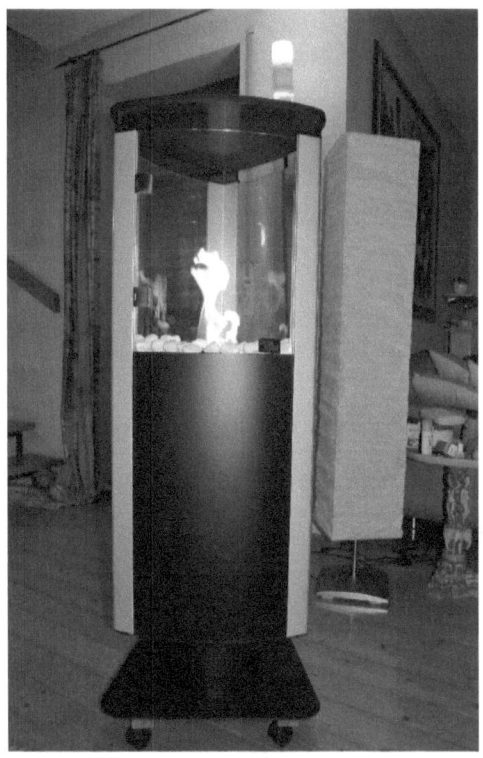

Und so sieht er aus.

Das stimmt!

Allerdings, meine Erfahrung zeigt, sobald man Bioethanol antizyklisch einkauft, profitieren Sie von erheblichen Rabatten. Und Ster – Holz kann man ebenso im Frühjahr kaufen und nicht, wenn die Heizperiode beginnt.

Sie sparen also!

Und definitiv mehr, als wenn Sie die Heizanlage beim kleinsten Kälteeinbruch anschalten müssen. Aber das kann ja jeder machen, wie er möchte.

Und hier ein Erfahrungstipp. Kaufen sie das 100%ige Ethanol. Jenes ist ein wenig teurer, doch riechen Sie nichts. Wirklich!

3. Tipp - Sich etwas gönnen.

Jener Ratschlag ist ohne Frage einer der hilfreichsten. Denn mit ihm verschwindet all, dass was Ärger im Winter bereitet und negative Gedanken auf einen Schlag auslöst. Ganz simpel geht es dabei darum, sich etwas zu gönnen.

Das Spektrum ist hier breit gefächert, denn die einzige Wichtigkeit ist, etwas Außergewöhnliches zu unternehmen, was nicht zum Alltag gehört und eine besondere Freude erzeugt.

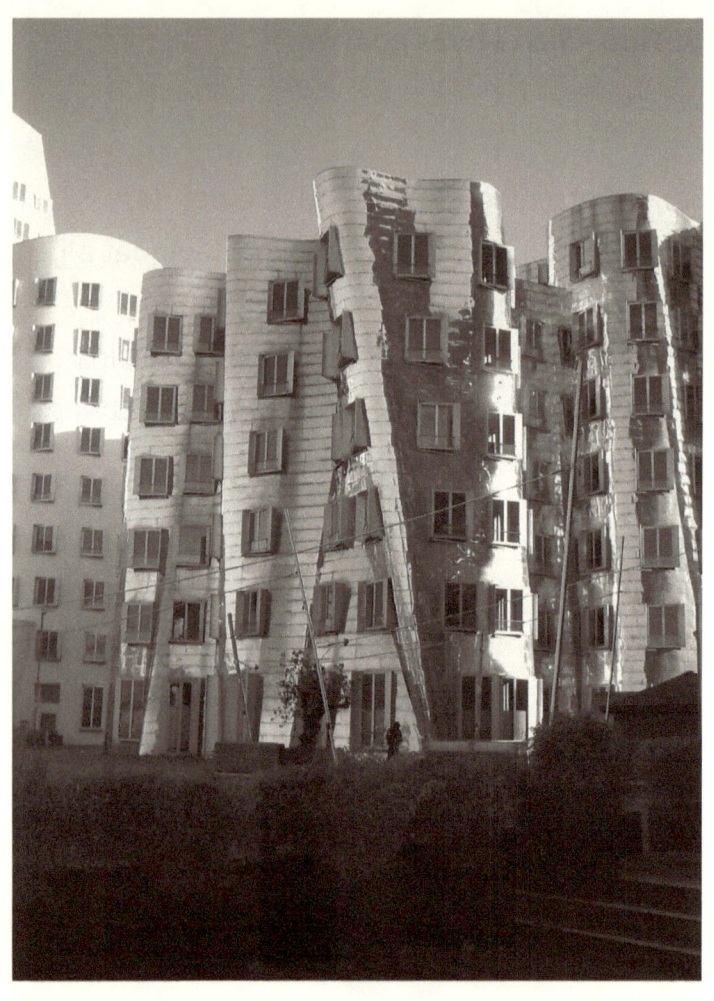

Tipp: Ein Besuch in der Medienstadt in Düsseldorf. In der Nähe gibt es die beste (für mich!) Currywurst. Auf Wunsch auch mit echtem Gold belegt. Preis dementsprechend.

Von einem harmlosen Schuhshopping bis hin zu einem Wellnesstag ist hier für Offenheit gesorgt. Persönlich schnappte ich mir vor kurzem überraschend meine Badesachen und bin in das Thermalbad gegangen.

Einfach so. 3 Stunden nur für mich, das warme Nass genießen. Gut, in dem Ort, wo ich lebe, existiert auch eine paradiesische Therme.

Im Netz gibt es eine interessante Seite, wer möchte kann diese besuchen und sich informieren:

Hier die URL: **http://www.wellness-stars.de/Thermen**

4. Tipp - Aus dem Haus rauskommen.

Vor allen Dingen während der dunklen, kühlen Jahreszeiten fehlt oftmals die Neigung, einen Schritt vor die Haustür zu wagen. Denn Schnee und das Wetter erschweren den Weg.

Doch wer einer Depression entgehen möchte, sollte sich, nein muss sich von diesen Faktoren keinesfalls unterkriegen lassen.

Und unbedingt etwas mit Freunden unternehmen.

Beispiel:
Veranstalten sie gemeinsam ein Wintergrillen.

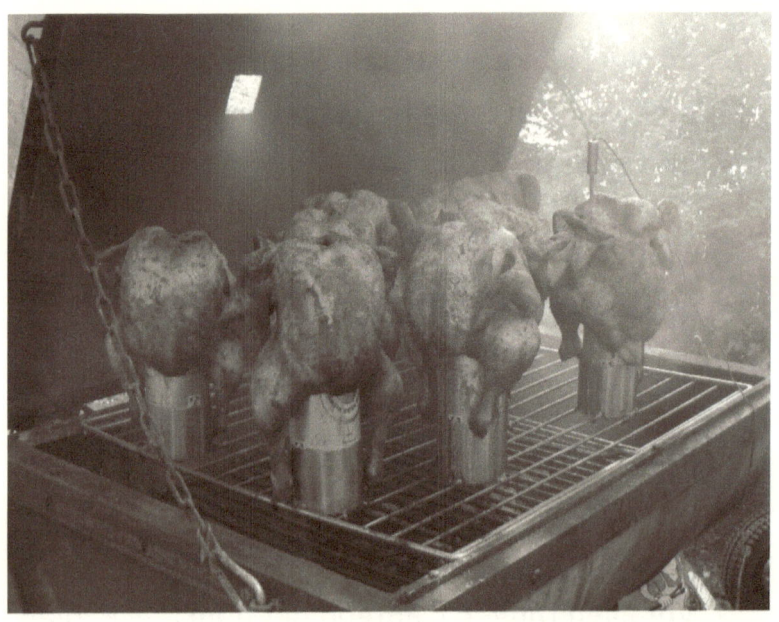

(Sorry Vegetarier und Veganer für das Foto)

Kochen Sie gemeinsam mit Freunden.

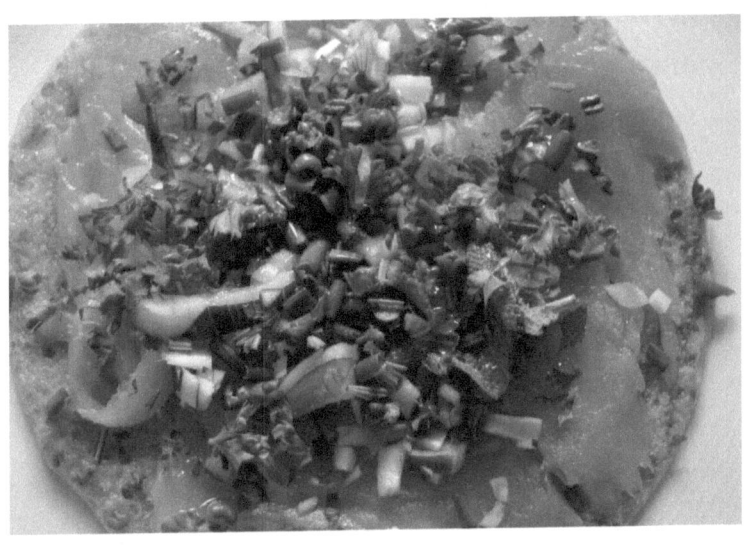

Oder anderen Freizeitaktivitäten nachgehen.

Weiterer Tipp:
Eisfischen!

Oder Übernachtung im Iglo.

Dem Winter die Stirn zeigen und sich nicht
aufhalten lassen, lautet hierbei die Devise.
Im Netz tummeln sich reichliche Unternehmen,
welche auf außergewöhnliche Erlebnisse
spezialisiert sind.

Hier findet man reichliche Ideen. Stöbere gerne darin, da die Geschenke prima ankommen und so ab und an gönne ich mir selber eine „verrückte" Idee.

In der Linkliste erwähne ich einige Firmen, wo ich bereits gute Erfahrung machte.

5. Tipp - Hobbys für den Alltag.

Wer im Herbst, Winter einem fantasielosen Alltag ausgesetzt ist, der neben der Berufstätigkeit mit keiner weiteren Betätigung gefüllt ist, kann rasch von einer Depression heimgesucht werden.

Denn die Langweile zerstört einerseits die Laune und macht gleichfalls in der restlichen Jahreszeit die Lust kaputt.

Deshalb sollte mindestens einem Hobby regelmäßig nachgegangen werden.

Ob es eine sportliche Anstrengung oder ein Instrument zu erlernen ist, spielt dabei keine Rolle.

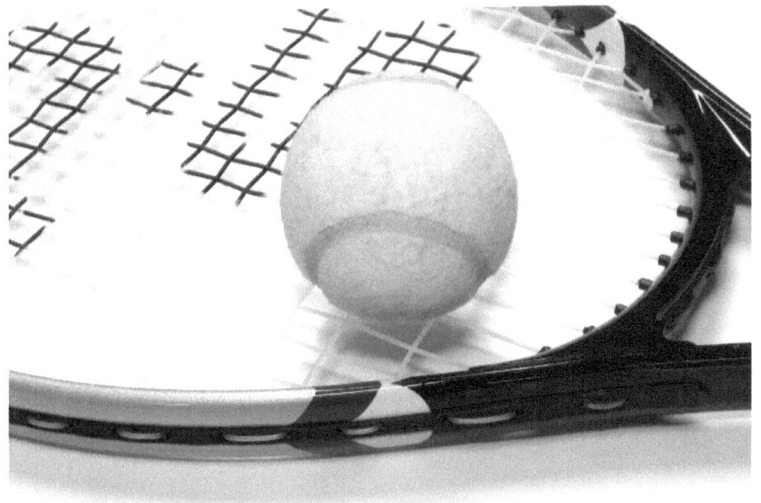

Mein persönlicher Trick ist nachfolgend: pünktlich zur Herbstsaison hole ich mir das frisch gedruckte VHS-Kurs Heft.

Nach intensivem Studium buche ich den Kurs: „Happy Fitness". (schon zum 3x)

Jener geht über 12 Wochen, sodass ich eine zeitliche Überbrückung in der trüben Jahreszeit habe. Vor allen Dingen, keine Ausrede, mich nicht sportlich zu betätigen.

Es ist purer Stress, glauben Sie mir, jedoch 1.½ Stunden Powertraining später, fühlen Sie sich zwar kaputt aber super.

Ja, ich möchte behaupten, dies ist mein Winterhobby, da ich die Übungen auch während der Nächsten sechs Tage Zuhause vollziehen kann. (Hust, hust, die Betonung liegt hier auf kann)

6. Tipp - Draußen leblos und trist, drinnen reizvoll.

Einer der größten Faktoren, welche eine Depression während der dunklen Jahreszeiten zur Folge hat, ist das Wetter.

Selbiges ist verbunden mit grauen Wolken, matschigen Straßen, eisige Kälte. Doch je regungsloser es im Freien wird, sollte man es sich zumindest in seinen eigenen vier Wänden um ein Vielfaches gemütlicher machen.

Die zutreffende Einrichtung, behagliches Licht, bzw. den Abend am Kamin zu verleben, versetzt uns in die Lage das Negative vergessen zu lassen.

Oder dekorieren Sie Ihr Zuhause der Jahreszeit entsprechend so, dass Sie sich wohl und geborgen fühlen! Insbesondere Kerzen in jeglicher Form und Größe sind eine wunderbare Möglichkeit die dunklen Abende kuschelig zu machen.

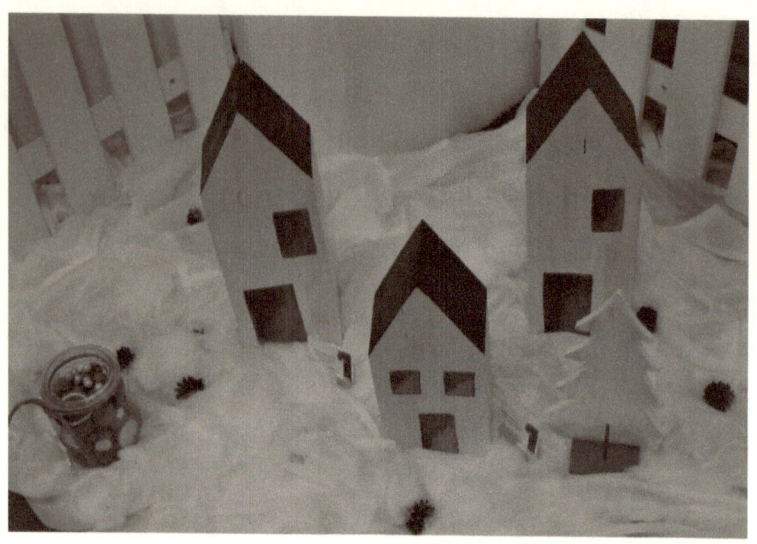

Wie wäre es, einen verregneten Tag für eine kleine Renovierungs- oder Umräum - Aktion zu nutzen? Gibt es eine Ecke oder Zimmer in der Wohnung, welche umgestaltet werden könnte.

Bei mir ist in diesem Jahr der Kellerraum dran. Die Planung ist wie folgt: Ich möchte besagten Ort so gestalten, dass ich mich hierhin zurückziehen kann, um zu zeichnen.

Dafür benötige ich Platz und Raum. JA, mir graut es davor, aber es wird klasse.
In meinem Kopf steht bereits alles fix und fertig.

7. Tipp - Kitschig aber hilfreich - behagliches Bad.

Für einige wird der siebte Rat womöglich etwas kitschig wirken, dennoch kann ein warmes Schaumbad in der Tat jeden zur Entspannung bringen. Die Kälte gerät in Vergessenheit und man ist umgeben von wohliger Wärme. Mit leiser Musik, einem Buch oder Kerzenlicht wird das Ganze weitaus molliger. Für die speziellen Wannenbäder gönne ich mir eine absolute, kostbare Badelotion.

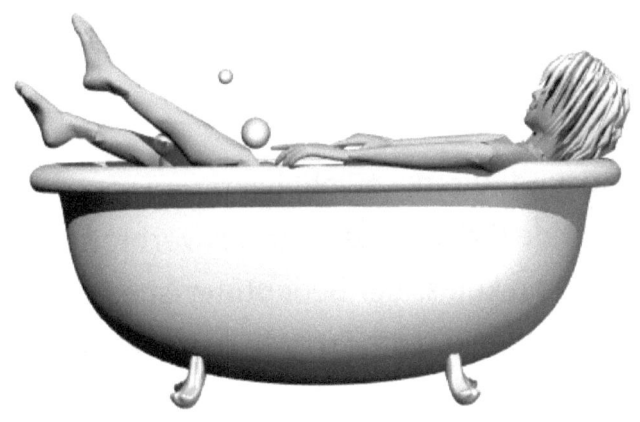

Das kostet zwar Diverses an Euros, aber man benötigt ja nicht so viel davon und es duftet. Wahnsinn!

Es gehen allerdings auch Zusätze von Rosen- oder Lavendelöl. Beiden Ölen sagt man nach, dass sie sich besonders als Stimmung Aufheller eignen.

8. Tipp - Von Erkältungen fernhalten.

Der anschließende Punkt bezieht sich auf das Thema Gesundheit, die vor allen Dingen im Verlauf der kalten Jahreszeit für etliche Furore sorgt.

Der Grund: Viren, sowohl Bakterien machen die Runde. Erkältungen und Co. verbreiten sich in Nu. Von kolossaler Bedeutung ist es dabei, sich selbst gegen die Erreger zu schützen.

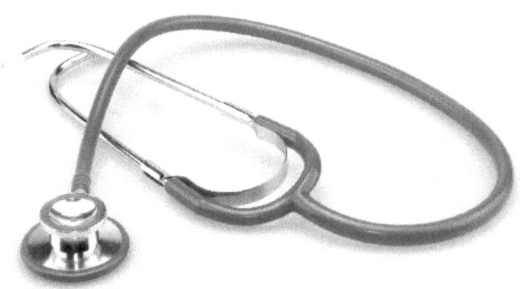

Grundsatz hierzu: möglich in gesunder körperlicher Verfassung zu bleiben. Denn wer erst einmal angesteckt wurde, liegt für einige Tage flach.

Es ist nicht einfach, sich aus jener lustlosen Auffassung wieder zu befreien.

Deshalb eine Kernbotschaft:

Geben Sie Viren und Konsorten keine Chance!

Dies gelingt am besten mit nahrhafter Ernährung, vielen Vitaminen aus Gemüse und Obst sowie natürlichen Antibiotika, wie Knoblauch und Zwiebel.

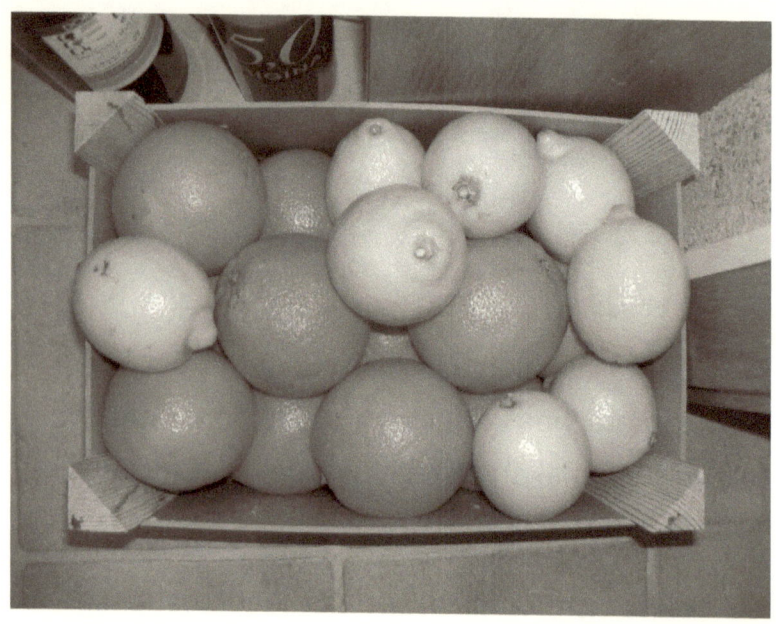

Mein Powervitamin ist Baobab, welches ich tagtäglich zu mir nehme. Ob aufgelöst mit Wasser oder im Müsli am Morgen. Egal ob Frühjahr, Sommer, Herbst und Winter, ich verwende, es jeden Tag.

Kurzinfo dazu:

Baobab ist ein Naturpulver vom Affenbrotbaum. Der Geschmack von Baobab Pulver ist spritzig, nachhaltig geprägt von Karamell und reifer Grapefruits.

Es kann mit Wasser beziehungsweise naturbelassen Fruchtsäften (schmeckt meines Erachtens am besten) gemischt werden.

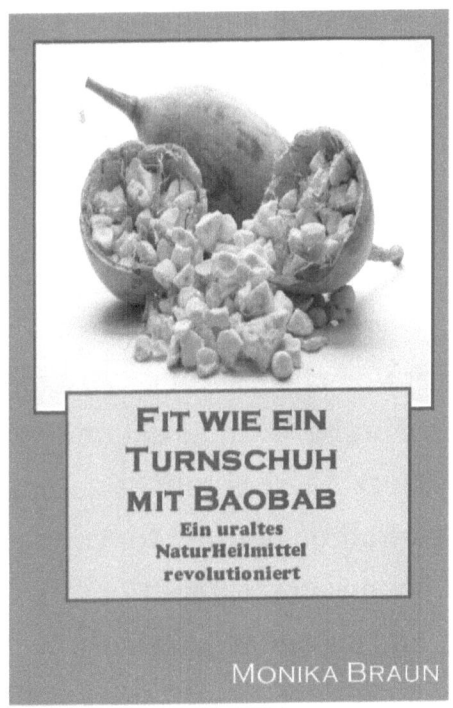

FIT WIE EIN
TURNSCHUH
MIT BAOBAB
Ein uraltes
NaturHeilmittel
revolutioniert

MONIKA BRAUN

Zu diesem Naturprodukt verfasste ich vor einiger Zeit einen Ratgeber, welcher bei Amazon als E-Book, ebenso auch als Taschenbuch zu erwerben ist.

Bitte betrachten Sie meinen letzten Hinweis keineswegs als Schleichwerbung ...oder nur ein bisschen notfalls. Sie können, müssen allerdings den Leitfaden für Baobab nicht kaufen.

9. Tipp - Für Energie sorgen.

Auch dieser Vorschlag steht im Zusammenhang mit der Ernährung, doch erfüllt er einen etwas anderen Zweck. Hierbei geht es darum, mit der fehlerlosen Nahrungszufuhr für genügend Elan während des gesamten Tages zu sorgen, um so enorm fit und belastbar zu sein.

Von Vollkornprodukten über Reis bis hin zu Haferflocken und Nüssen steht eine vielfältige Bandbreite an gesunden Kohlenhydraten und Fettsäuren zur Verfügung.

An der man sich geschmacklich nach eigenen Ansprüchen bedienen sollte-

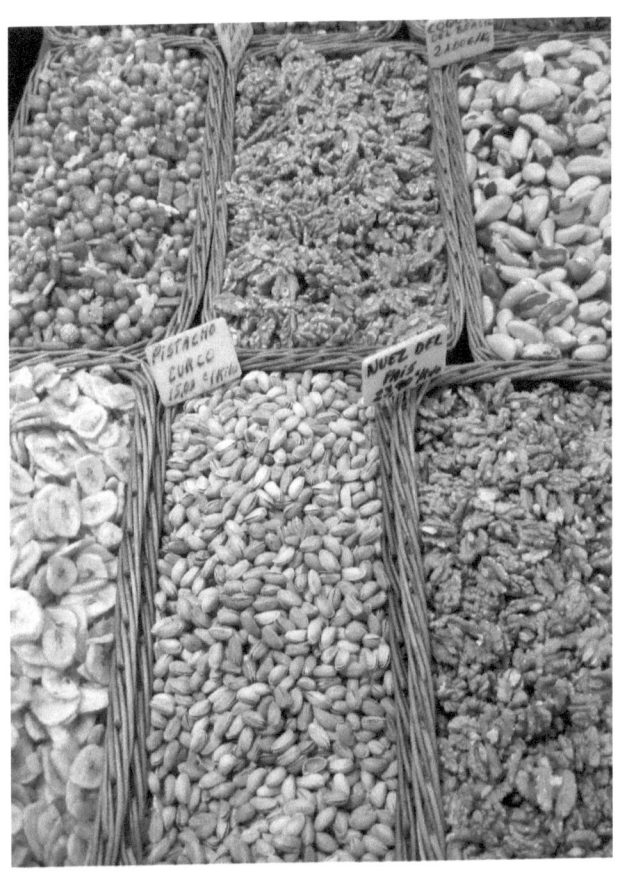

Kleine Anregung an dieser Stelle:

Machen Sie einen vegan – Kochkurs.

Dort lernen Sie wie Sie sich ausgewogen verpflegen. Mir ist so ein Kurs aufgrund einer Annonce in meiner Tageszeitung aufgefallen. Nun, ich kann nur Positives berichten.

Neben der Geselligkeit lernte ich eine ganze Menge darüber, wie fleischlose Kost, schmackhaft zubereitet werden kann.

Siehe mein Video auf Youtube: asiatische Gemüsepfanne mit frischem Tempeh

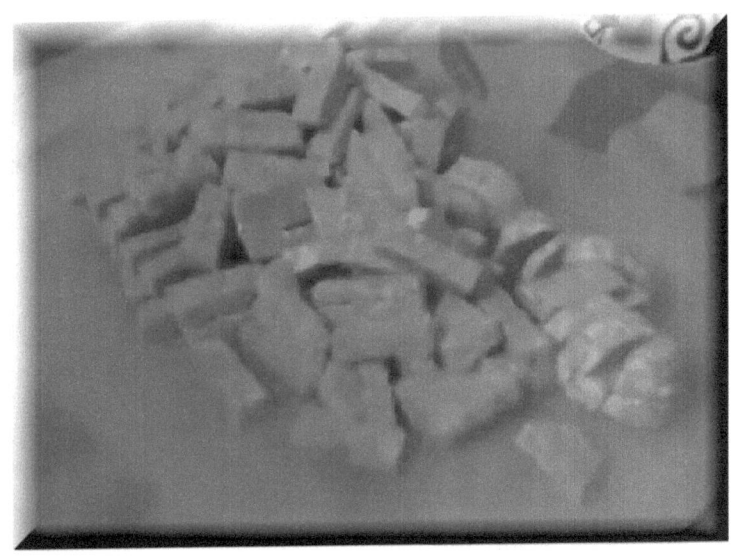

URL: **http://youtu.be/pCr-ng-ix8g?list=UUx07hJiNuynvSBl-KzxZWww**

Nein ich bin kein Veganer*, mehr ein Flexitarier.

D.h., ich liebe nach wie vor ein edles Stück Fleisch, Betonung auf „immer noch".
Wer weiß, was die Zukunft bringt.

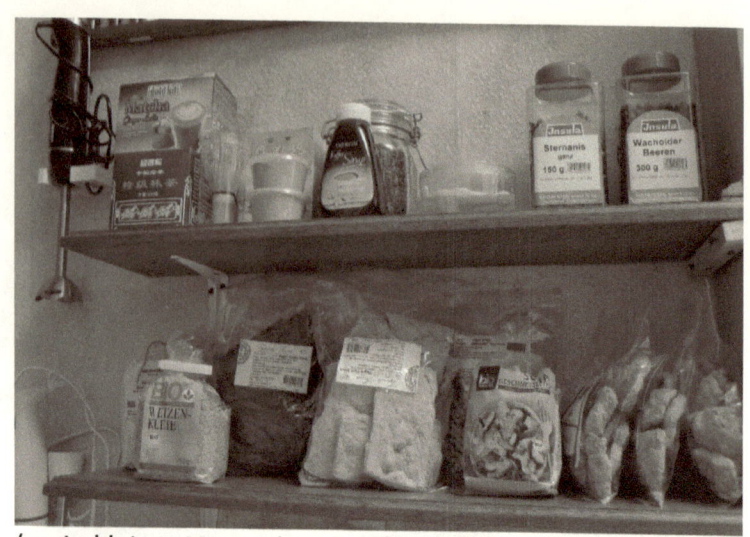

(mein kleiner Veganshop in der Küche)

Durch den Kurs gewann ich tiefe Einblicke in die Vegan Küche, welche unglaublich schmackhaft ist Man muss nur wissen, wie die Zubereitung läuft. Der Preis für den gesamten Tag hielt sich in Grenzen und war jeden Cent wert.

*Veganismus

ist eine aus dem Vegetarismus hervorgegangene Einstellung sowie Lebens- und Ernährungsweise. Der Veganismus lehnt nicht nur den Verzehr von Tierkörpern, sondern überhaupt jede Nutzung von Tieren und tierischen Produkten ab.

Vegan

lebende Menschen meiden entweder zumindest alle Nahrungsmittel tierischen Ursprungs oder aber die Nutzung tierischer Produkte insgesamt. Ethisch motivierte Veganer achten zumeist auch bei Kleidung und anderen Gegenständen des Alltags darauf, dass diese frei von Tierprodukten und Tierversuchen sind. Textquelle:

http://de.wikipedia.org/wiki/Veganismus

10. Tipp - Beim Schlaf nicht übertreiben.

Im Verlauf des Winters, des Herbstes neigen eine große Anzahl der Menschen dazu, mehr zu schlafen, als überhaupt benötigt wird. Psychisch hat dies überwiegend den Hintergedanken, aus der grauen, regungslosen und vor allem kalten Welt zu flüchten.

Was auf jeden Fall bereits ein Anzeichen einer Depression sein könnte.

Doch zu viel Ruhe kann ebenso anderweitige negative Auswirkungen mit sich ziehen.

So ist man aufgrund von zahlreichen Schläfchen während des fortlaufenden Tags meist unglaublich träge und neigt zur Faulheit.

Die Augen werden müde und Sie könnten am Schreibtisch einpennen.

Durch genannte körperliche Verfassung wird man in Windeseile zum Nichtstuer, was das Risiko mit sich trägt, einer Niedergeschlagenheit zum Opfer zu fallen. Aus besagtem Grund sollte der Schlaf niemals länger als neun Stunden in Anspruch nehmen. Schwer, ich weiß, vor allen Dingen, wenn es draußen dunkel, nass und trübe ist, sobald man die Augen aufschlägt.

Persönlich leistete ich mir im vergangenen Jahr eine Nigel nagelneue Matratze. Schon alleine das Aussuchen, das Probeliegen und die Erwartung auf die Lieferung dieser, lies meine Mattigkeit davon schweben. Mehr noch es schläft sich, WOW ....

Sie schlummern so tief und erholsam, da benötigen Sie keinesfalls mehr als 8 Stunden Schlaf. Glauben Sie einer waschechten Schlafratte.

11. Tipp - Freunde, Verwandte, Bekannte.

Im Winter und im Herbst ist Einsamkeit ein Faktor, der in null Komma nichts Schwermut auslösen könnte. Im Verlauf der letzten zwei Jahreszeiten (Herbst und Winter) sollte man sich unbedingt mit seinen Liebsten, sowie engsten Freunden umgeben.

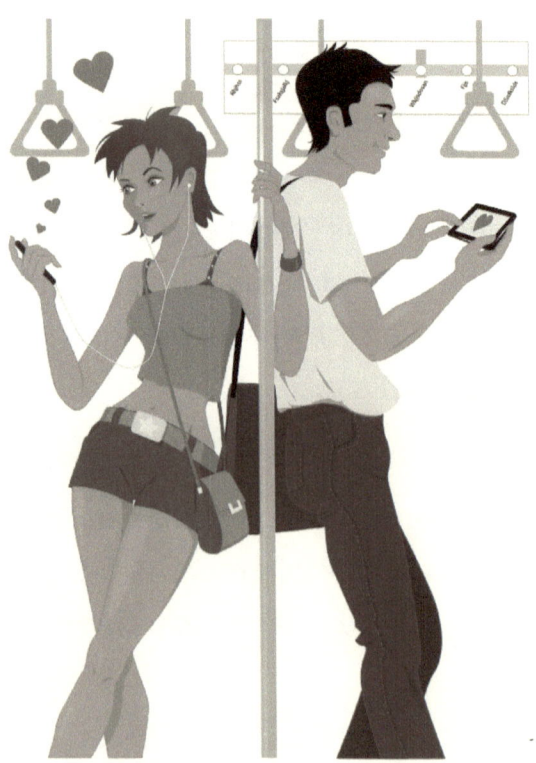

Regelmäßige Treffen mit Bekannten vollziehen, beziehungsweise auch mal die Familie in der Ferne besuchen. In vertrauter Umgebung fühlt man sich nämlich wohl, hat Spaß und kann sich über allerlei Dinge, die einen selbst belasten und ebenso zu einer Depression beitragen können, austauschen.

Der Kontakt mit Menschen ist demnach der elfte Tipp.

12. Tipp - Lästiges aus dem Plan streichen.

Wer ohne Depression die dunkle Jahreszeit überstehen möchte, muss die gute Laune des sonnigen Sommers aufrechterhalten.

Im Umkehrschluss bedeutet das natürlich, dass nervige Dinge am besten komplett vermieden werden sollten. Denn diese verschlechtern die Grundstimmung um ein Vielfaches.

Ereignisse, zu denen man sich überwindet und auf, welche man überhaupt keine Lust verspürt, einfach aus dem alltäglichen Leben streichen. Bei mir ist es das Putzen der Dachfenster. Das versuche ich stets ungemein weit ins neue Jahr hinaus zu zögern.

Ich hatte bereits den Einfall, dass ich mir diesbezüglich jemanden kommen lasse.

Nein ich bin nicht größenwahnsinnig, doch in unserer Stadt gibt es eine kleine Gemeinschaft, wo man sich gegenseitig hilft.

Beispiel, ich topfe gerne um, will aber keine Dachfester putzen, dann melde ich mich an der Stelle und biete einen „Arbeitstausch" an.

Ist in meinem Augen eine ungemein sinnvolle Sache und natürlich praktisch. Selbst eine Einführung, bzgl. des Umganges mit seinem neuen Smartphone kann man buchen.
Kosten 8,-- Euro.

Und dies ist allemal günstiger, als wenn man das ganze Handbuch liest und doch nicht weiter kommt.

Erkundigen Sie sich bei Ihrer Stadtverwaltung, die müssten Ihnen mitteilen können, ob solch eine, sagen wir, Arbeitstauchbörse, existiert. Falls JA, scheuen Sie sich nicht diese Dienste in Anspruch zu nehmen. Ist eine total faire Angelegenheit.

Notieren Sie sich gleich mal die Telefon-Nummer der Stadt-, oder Gemeindeverwaltung.

13. Tipp - Witz für die gute Laune.

Für angenehme Laune kann es allerlei Gründe geben und einer von diesen steht im engen Kontakt mit Humor. Lachen ist nicht nur gesund, sondern leistet auch positiven Beitrag zur lebensbejahend Gemütslage.

Anders gesagt kann es während des Winters und Herbstes hilfreich sein, Comedy-Shows zu schauen. Besuchen Sie doch eine Show von den bekannten, deutschen Comedy Stars. In Deutschland gibt es eine ungemeine Anzahl von Comedians, welche uns vergnügen wollen.

Ob Bülent Ceylan, Cindy aus Marzahn, Atze Schröder oder wie die alle heißen. Lassen Sie sich fallen und lachen Sie gemeinschaftlich mit Hunderten von Menschen.

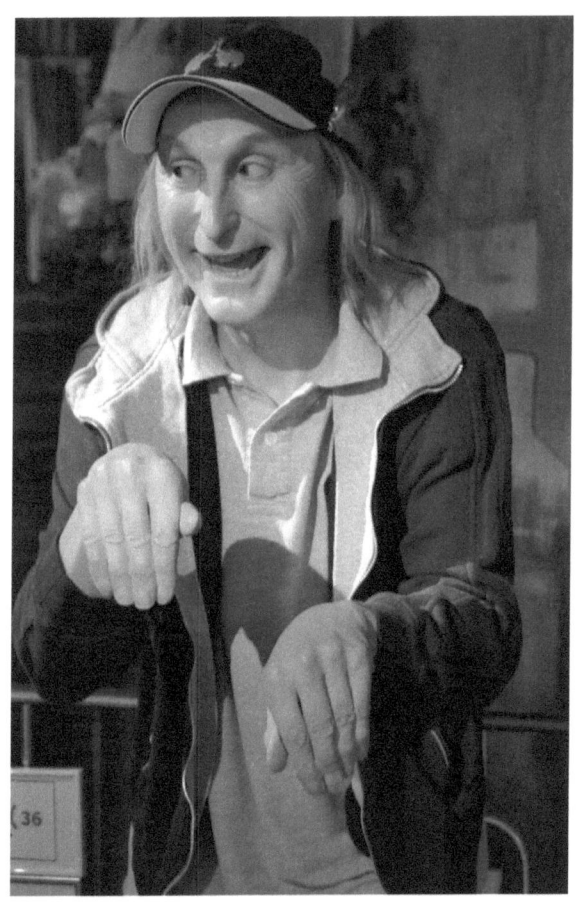

(aufgenommen im Panoptikum-Hamburg, Otto in Wachs)

PS: Sollte das ganz und gar nicht Ihr Ding sein, finden Sie andere Gelegenheiten. Beispiel: Gehen Sie ins Kino, Musical oder Theater.

14. Tipp – Sich ein Lichttherapiegerät anschaffen.

Hierzu siehe auch Punkt: Lichttherapie, Sinn oder Unsinn? (Seite 84)

Es gibt neuerdings aber immer mehr Daten und Fakten, die dafür sprechen, dass die Lichttherapie bei allen Formen der Depression wirksam ist.

Der Grund ist, dass sich in der dunklen Jahreszeit, leider viele Menschen zu wenig im Freien aufhalten, um sich der nötigen Lichtmenge auszusetzen.

(Kniffliger Satz! Bin für echte Vorschläge dankbar, diesen Satz vernünftig gestalten zu können. Also Korrektur gerne per E-Mail an mehrwissen57@web.de)

So ein Gerät ist eine wirkungsvolle Unterstützung um den „Lichtmangel" auszugleichen. Persönlich legte ich mir, nach intensiver Aufklärung und Recherche, ein Lichttherapiegerät zu.

Welches bei mir in der dunklen Jahreszeit stets zum Einsatz kommt. So eine Behandlung zeigt Ihre Wirkung, es verbreitet Vergnügen und Lebenslust, wenn man mit simuliertem Sonnenaufgang in der Frühe geweckt wird.

Glauben Sie es mir, so hin und wieder vermisse ich diese Morgenröte im Sommer bei uns in Deutschland.

So sieht das Lichttherapie – Gerät aus:

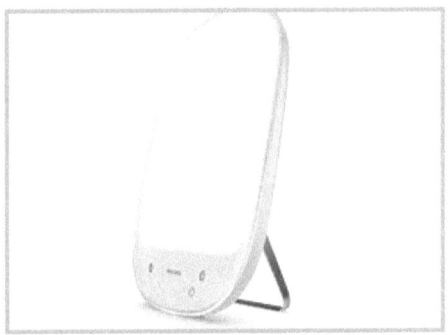

Philips HF3419/01 EnergyUp White

15. Tipp – Wagen Sie was, etwas wovon Sie immer träumten.

Es muss ja nicht gleich ein Fallschirmsprung sein, sollten Sie an Höhenangst leiden.

Es gibt auch „ungefährlichere" Erlebnisse. Zum Beispiel: Lassen Sie doch einfach einen Drachen steigen!

Ich weiß jetzt, nicht ob Sie bereits in der Vergangenheit mal an der Nordsee einige Urlaubstage verbrachten.

Wenn richtig der Wind bläst, entdeckt man am Strand Lenkdrachen, welche rein nichts mit unseren Kindheitserinnerungen zu tun haben.

Die Modelle heutzutage sind fantasievolle, schrill und bunt. Die Lenkdrachen ungemein schnittig.

Das Schöne an besagtem Hobby ist die Tatsache, dass es keinem Alter unterliegt.

Hier tummeln sich Menschen unterschiedlicher Jahrgänge und….. kommen alle prima miteinander aus.

Es herrscht totale Fröhlichkeit.

Nein, niemals hatte ich vermutet, dass jene Freizeitaktivität mittlerweile so verbreitet und beliebt ist.

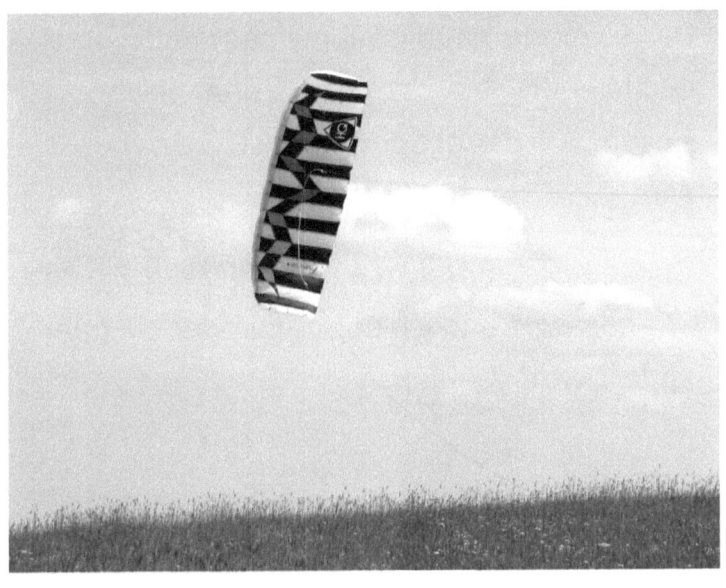

Dennoch meine Eingangsrede ist:

„Wagen Sie was"

Ich hielt mich in diesem Jahr daran und werde was Neues beginnen. Etwas was mich seit Ewigkeiten immer faszinierte, wenn ich es sah.

Die Rede ist von: **Blokard Strandsegeln**

Ja, Sie lesen richtig. Und ob Sie es glauben oder nicht, ich freue mich unglaublich auf die erste Stunde.

Der Sommerurlaub ist in meinem Gedächtnis auch bereits gebucht, es geht dann nach Husum, wo dieser Sport intensiv betrieben wird.

Googeln Sie im Netz die Begrifflichkeit Blokard Strandsegeln und ich denke mir, der ein oder andere wird staunen.

Frage: Was wagen Sie?

...und nicht nur darüber reden, sondern aktiv werden!

16. Tipp – Das Angenehme mit dem nützlichen verbinden.

Geradezu der Übergang vom Sommer in die dunkle Jahreszeit macht einem zu schaffen. Dem darf und sollte man sich dennoch nicht hingeben, eine äußerst angenehme Methode sind Waldspaziergänge.

Der Herbst ist die reizvollste Zeit, begleitet er uns doch mit allen Aromen des Herbstwaldes. Nehmen Sie die Gerüche mit all Ihren Sinnen wahr.

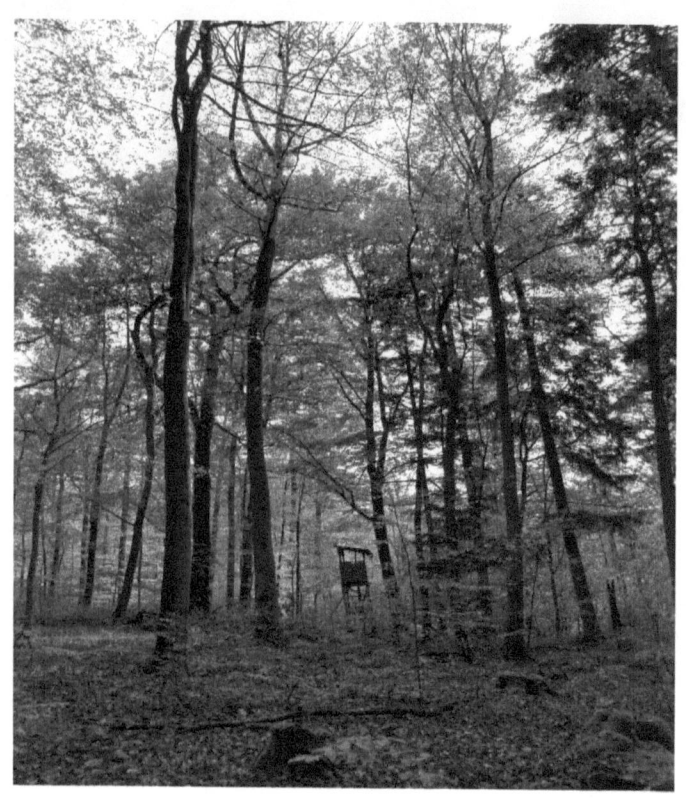

Sie sagen jetzt, ich wohne in einer Großstadt, da gibt es keinen Wald. Hier kontere ich total keck und antworte mit einem Wort:

„Ausrede!"

Setzen Sie sich in Ihr Auto und fahren in den Forst.

Egal wohin, Wälder sind immer zu erreichen. Selbst mit der Tram. Ziehen sich bequeme Kleidung an und ab geht es.

Ich bin stets mit einer Papiertüte und einem Pilzmesser bewaffnet, denn ich finde es unbeschreiblich irre, das angenehme mit dem Nützlichen verbinden zu können.

Hier bin ich allerdings vorbelastet von meiner Oma, welche mir die Schönheit des Gehölzes bei langen Spaziergängen näher brachte.

Von ihr lernte ich auch die unterschiedlichsten Pilze, zu unterscheiden. Stundenlang schlichen wir durch das Geäst.

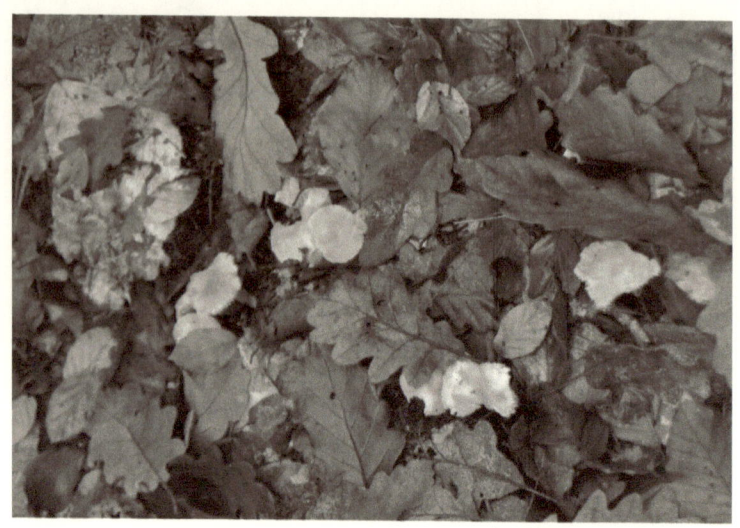

Wer sich in puncto Schwammerl nicht sicher ist, dem kann ich raten, dass es in den meisten Städten und Gemeinden mittlerweile echte Pilzsachverständige gibt, welche gerne kostenlos einen Blick in den Korb werfen.

Hier erfahren Sie, ob etwas Bekömmliches darin ist oder ob Sie die Abendessenplanung lieber umwerfen sollten.

Glauben Sie es mir, es macht ungelogen Spaß, die Früchte seiner Ernte zu verspeisen.

Hin und wieder sammle ich ein paar Esskastanien und röste oder koche diese.

Mein erstes Herbstgericht ist stets Ente mit Orangen und Maronen.

Die gesamte Familie ist begeistert. Da kann kein Winterblues aufkommen, wenn man in zufriedene Gesichter sieht.

Wenn Sie noch nie eine Ente zubereitet haben, kann ich nur raten: Versuchen Sie es. Im Internet (www.kochbar.de) gibt es eine Vielzahl von unterschiedlichen, schmackhaften Rezepten.

Platz für Ihre Einkaufsliste:

17. Tipp – Von O bis O und Schneefall.

Von "O" bis "O". Wobei hier das eine "O" für Ostern steht, und das andere "O" für Oktober.

Kennen Sie den Spruch? Sicherlich, sofern Sie Auto fahren.

Obwohl in der heutigen Zeit diese Aussage auch nicht mehr so korrekt ist, allerdings immer noch ein intensiver Hinweis die Reifen zu wechseln, bzw. erneuern.

Vielen Menschen ergeht es so, dass sie nun schlagartig von übler Laune überrollt werden, sobald sich jenes Herbst – O nähert.
Ebenso wenn die ersten Flocken fallen.

Ich kann nur raten, ärgern Sie sich nicht über Tatsachen.

Denken Sie an Ihre unbeschwerte Kindheit, wo man mit offenem Munde die Schneeflocken fangen wollte.

Ja, Ja ich weiß Rosamunde Pilcher lässt grüßen, aber es war ebenso.

Nochmals, es gibt keinen Grund sich darüber zu erzürnen, es ist so.

Begrüßen Sie lieber den Tag, sobald Sie den ersten Schneefall erblicken. Schnee ist positiv, er macht den Tag draußen heller, indem er das Sonnenlicht reflektiert!

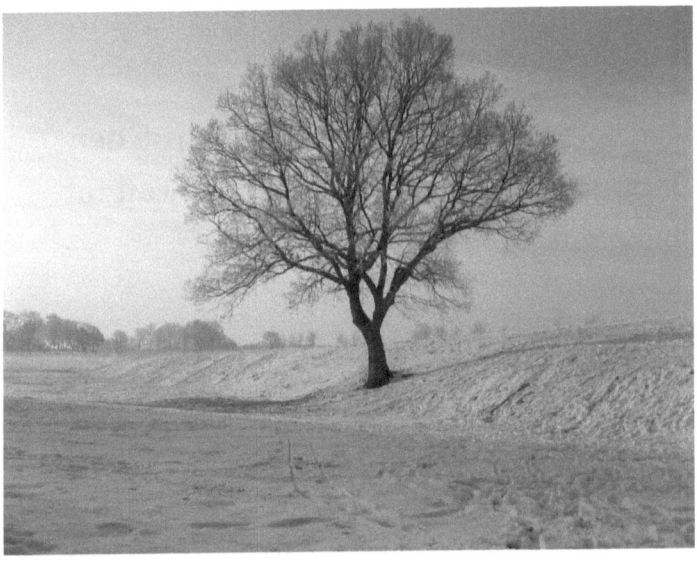

Packen Sie sich warm ein und riskieren in absehbarer Zeit wieder eine Schneeballschlacht mit Freunden.

Gehen Sie Schlitten fahren, bauen Sie einen Schneemann.

Oder machen Sie mit Ihren – für den Fall -, fabrikneuen Winterreifen-, eine Tour ins Gebirge. Kehren Sie ein in eine kuschelige Berghütte und genießen Sie Jagertee, Grog oder Glühwein.

Ich finde solche Tage stets befreiend, lernt man einige nette Leute mit gemeinsamen Interessen kennen.

Und sollten Sie Skifahrer sein, dann ab den Bergrücken herunter…… die frische Luft tut Ihnen gut.

18. Tipp – Weihnachtsmärkte Glühwein und Maronen helfen.

Für dieses Jahr suchte ich mir wieder einen reizvollen Ort aus, um die Vorweihnachtszeit einzuläuten. Heuer besuchte ich den Adventsmarkt am Rathaus in Hamburg an.

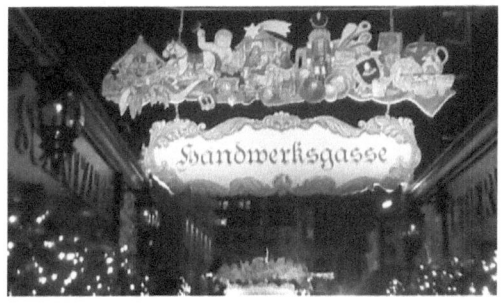

Gleich am ersten Tag, wenn die Lampen angeklickt werden und zu leuchten beginnen.

Früher konnte man mir - sorry meines saloppen Ausspruchs -, mit einem Besuch auf den Christkindlmarkt kein Vergnügen bereiten. Jetzt schon.

Wahrscheinlich ist dies ein Prozess des Älterwerdens. Man möchte mehr was für die Seele unternehmen und da ist ein bisschen Kitsch und Nostalgie genau das Richtige.

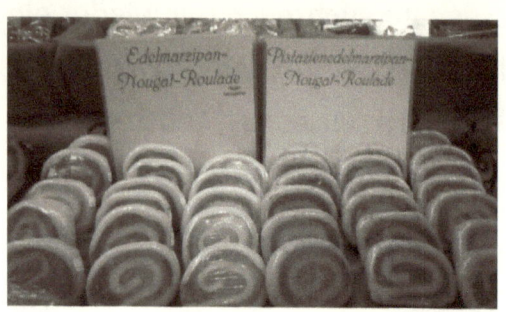

Allerdings, Achtung (Wiederholung), gestalte ich seit Jahren immer ein kleines Erlebnis daraus.

Gibt es in ihrer Nähe einen romantischen Nikolaus- oder Weihnachtsmarkt? Dann planen Sie einen Besuch ein - nichts wie hin.

Geradezu in der dunklen Jahreszeit, wenn es dämmrig oder dunkel ist, kann man den bunten Lichterglanz bewundern und die Düfte besonders intensiv wahrnehmen.

Seien wir ehrlich, der erste Glühwein am Stand umrahmt von Maronen-, und Mandelduft, ist einfach herrlich.

Oder wie eingangs erwähnt zelebrieren Sie ein kleines Event. Im vergangenen Jahr besuchte ich Marienbad. Das war einsame Spitze, es lag bereits meterhoch Schnee und so stapften wir durch den Park.

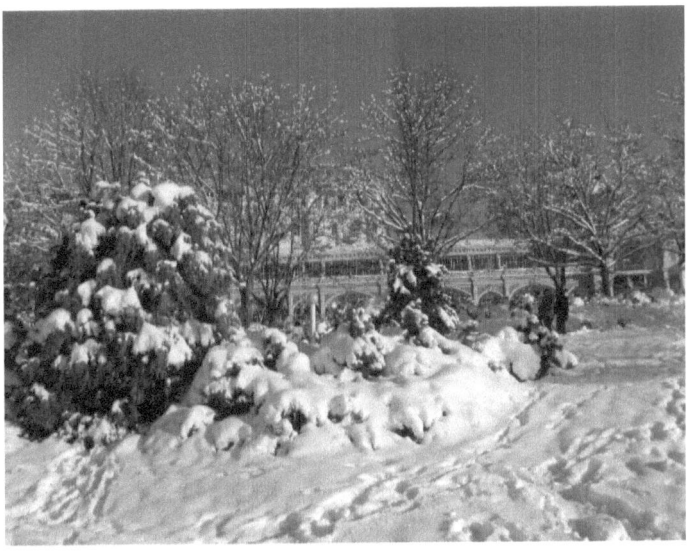

Das freut das Gemüt, hier kommt keinerlei miese Laune auf. Sie erinnern sich: TUN ist angesagt.

19. Tipp - Zelebrieren Sie - lassen Sie andere staunen.

Hier kommt mein vorletzter Hinweis, den ich gleich mit einer Frage beginnen, möchte, und zwar:

Trinken Sie gerne Tee?

Falls JA, dann machen Sie momentan alles richtig.

Aber haben Sie schon mal einen Matcha Tee zubereitet. Das, ist eine Zeremonie kann ich Ihnen sagen.

Das ist mitnichten nur rasch einen Teebeutel in die Tasse oder Kanne werfen. Nein, es beginnt längst im Vorfeld, es ist eine rituelle Handlung!

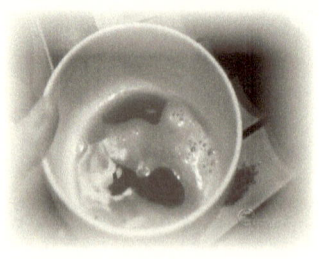

Bereits die korrekte Auswahl des Matcha Tees zu finden ist keinesfalls einfach.

Dann die nächste Frage: „wieviel Matchapulver muss ich nehmen und was will ich mit dem Matchapinsel?"

Warum schlägt man die Mischung in einer kleinen Schüssel auf?

Welchen Tee kaufe ich überhaupt?

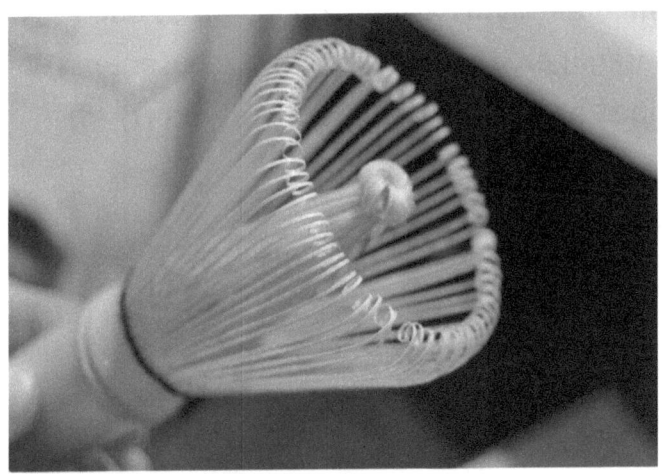

Alles totales Neuland für mich und so suchte ich in einen Asialaden auf, welcher kleine Einführungskurse für Matchatee anbietet.

Ich buchte diesen und ging mit einer Freundin dahin. Faszinierend kann ich Ihnen sagen. Selbst meine Bekannte, die wahrlich nicht gerne Tee verkonsumiert, konnte der Zeremonienmeister begeistern.

Fazit:

Mit einer duftenden Tasse Tee beschleicht einen die Gelassenheit, da macht es auch Vergnügen den Regentropfen zuzusehen. (Was einen ansonsten wohl kaum erheitert)

20. Tipp - Entspannung nicht vergessen.

Stichwort Entspannung!

Ja, ich weiß, leichter gesagt als getan. Aber warum, warum tun wir Erwachsene uns so schwer sich fallen zu lassen. Denken Sie einfach an Ihre Kindheit zurück.

(Schon wieder!)

Hier gab es Tage, an denen man im Bett bleiben musste – oder durfte! – obwohl es einem keineswegs so miserabel ging.

Ich erinnere mich daran, wenn ich nicht gerade mit einer Triefnase und Fieber da herumlag, genoss ich diese Zeit. Ich wurde verwöhnt von vorne bis hinten, wie man so sagt.

Also warum nehmen Sie sich nicht auch einmal „Frei" und genießen einen entspannten Tag.

So manchen Samstag begrüße ich den Tag mit einem lauten:

"Du bist heute mein Tag! Dich werde ich auskosten".

Wenn mir danach ist, kaufe ich mir ein Buch, welches mir bereits lange ins Auge sticht, stelle das Handy aus und an dem Festnetzapparat schalte ich den Anrufbeantworter ein.

Dann gehe ich in die Küche und bereite mir ein paar Leckerbissen vor, die ich genüsslich beim Lesen schlemmen kann.

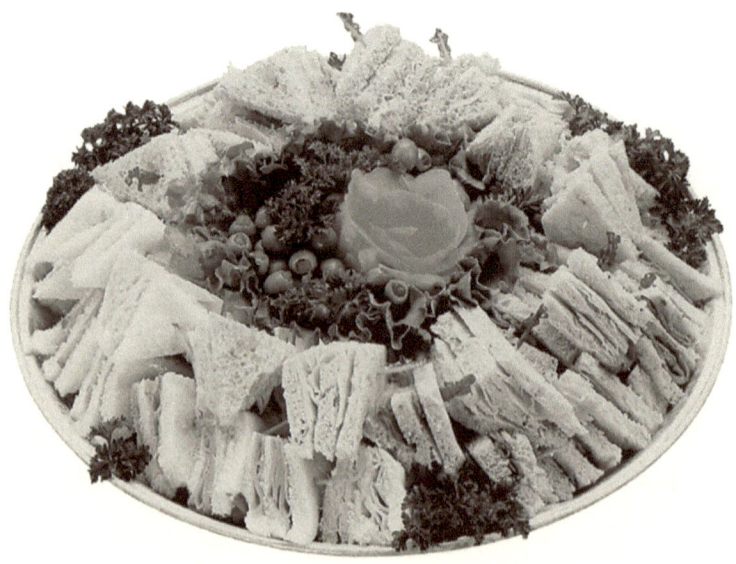

Bewaffnet mit all besagten angenehmen Dingen verziehe ich mich auf ein gemütliches Sofa mit einigen Kuschel Kissen darauf und die nächsten Stunden gehören nur mir allein! (Natürlich gebe ich der gesamten Familie Freigang, das sollten Sie auf jeden Fall einrichten)

Testen Sie so einen „Ruhetag". Er tut Seele und Geist einfach gut. Wer sich so einen Musetag nicht managen kann, der möge meinen letzten Hinweis realisieren.

Zum Schluss ist allen die Entspannung am Ende des Tages wärmstens ans Herz gelegt.

In dieser Zeit beruhigt man den Geist und trägt zur Regeneration bei. Während jener Entspannungsphasen merkt man, dass auch der Winter und der Herbst nur Jahreszeiten sind, welche man passieren muss.

Irisches Sprichwort am Ende

Auf diesem Wege möchte ich Ihnen eine Irische Weisheit ans Herz legen, welche besagt:

Mögest du Ruhe finden, wenn der Tag sich neigt und deine Gedanken noch einmal die Orte aufsuchen, an denen du heute Gutes erfahren hast. Auf dass die Erinnerung dich wärmt und gute Träume deinen Schlaf begleiten.

Irisches Sprichwort

Nachfolgend der 21. Bonustipp mit weiteren Hinweisen.

21. Bonus-Tipp -Wichtig! Vermeiden Sie Stress

...ist einer der wichtigsten Punkte. Gehen Sie Stress aus dem Wege, bzw. lassen Sie dieses Phänomen keine Macht über Sie ergreifen. Meine persönlichen Aktionen sind wie folgt:

Ich stiefle zum Friseur

Dort kann ich mich für einige Zeit so ungehemmt dem Tratsch hingeben, sofern ich es möchte. Mein Friseur erkennt bereits beim Eintreten, in welcher Stimmung und Gemütslage ich mich befinde. Auf diesem Wege sei gesagt: „Danke Nico für Deine Geduld mir zuzuhören und die beruhigenden Ratschläge zum passenden Zeitpunkt".

Ich streiche Sinnloses aus meinem Wochenplan

Ja, und zwar echt rigoros. Sie werden erkennen, welchen Schwachsinn man als lebenswichtigen Termin in seine To-do-Liste einträgt.

Betrachten Sie Ihren Planer genau. Womöglich entdecken Sie ebenfalls so einen „überaus" bedeutsamen Termin. Kurz überlegen und dann weg damit. So schaufeln Sie sich Zeit für sich.

Einfach das Handy weglegen

Lachen Sie kein bisschen, dies wirkt. Heutzutage hängen wir doch laufend an der Elektronik. Handy hier – Tablet da und Laptop natürlich stets WLAN-mäßig an.

Warum eigentlich, kann die Umwelt nicht auch ohne Ihr Feedback oder Erreichbarkeit auskommen? Wenn ich es in der Tat dicke habe, dann lege ich einen Elektronikfreien Tag ein. Testen Sie es, so ein Tag ist befreiend.

Gönnen Sie sich ein leckeren Eiweiß Drink

Zu Beginn konnte ich mit dem Geschmack nichts anfangen, aber seien Sie beruhigt. Sie werden sich daran gewöhnen und nach einer Weile schmeckt das Getränk auch.

Das Einzige, was ich Ihnen hier anraten möchte, ist Folgendes:

„Investieren Sie in ein wertvolles Eiweißpulver"

Soll heißen, kein billiges Produkt kaufen.

Gehen Sie einfach ins Kino

Tauchen Sie ein in eine andere Welt, bewaffnet mit allerhand Süßem und was zum Trinken. Alternativ Musical oder Theater, alles sei erlaubt, was Ihnen zusagt.

Spazieren Sie an einen See

O.K. Nicht jeder hat einen See in der Nähe seines Wohnortes. Falls ja, dann nutzen Sie diese einmalige Idylle, genießen Sie die Natur. Wenn es bei mir wieder mal so ist, dass ich Wasser schnuppern will, fahre ich an den See.

Bewaffnet mit etwas Nahrung und einem spannenden Buch. Dort verweile ich Stunden mit Lesen, oder einfach nur auf das Gewässer starren. Wow, da wird Ihr Kopf leer.

Sehr entspannend.

Mein neuester Trick, ich erwarb vor einiger Zeit im Sportgeschäft einen Schrittzähler. Das ist ein Anreiz, welchen man nicht unterschätzen sollte. Jetzt können Sie los marschieren und am Ende erfreuen sie sich daran, wie viele Kilometer Sie geleistet haben.

Stärkt das Selbstbewusstsein, sie spüren Wohlbehagen im von Kopf bis Fuß.

Schreiben Sie sich jetzt auf, was Sie als erstes unter nehmen werden:

Lichttherapie, Sinn oder Unsinn?

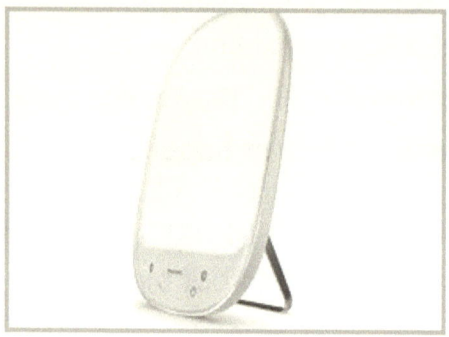

Eine Lichttherapie ist ein anerkanntes Verfahren zur Behandlung verschiedener Erkrankungen. Hält man an der Theorie des Lichtmangels fest, bekommt man das Ergebnis, dass eine Therapie mit Licht erfolgreich sein kann. Wie gesagt „kann", muss aber nicht.

Mit dieser Therapie werden Depressionen und die damit häufig verbundenen Schlafstörungen behandelt, die für die Betroffenen einen Stressfaktor darstellen können.

Eines sollte man wissen, unter Wissenschaftlern und Medizinern wird die Sicherheit der Augen lebhaft diskutiert.

Informieren Sie sich bei Ihrem Arzt oder im Internet über die Blaulichtgefährdung.

Unter Wikipedia:
http://de.wikipedia.org/wiki/Lichttherapie können Sie ausführliche Informationen zu Wirkung und Vorgehensweise lesen.

Meine Tipps zur Lichttherapie:

Reden Sie mit Ihrem Arzt:

Ich werde in keinster Weise müde, Sie nochmals darauf hinzuweisen, ein Gespräch mit dem Doktor zu führen, wenn Sie Anzeichen für eine Winterdepression spüren.

Der kleine Test zu Beginn dieses Ratgebers sollte nur ein Anstoß sein.

Die Auswertung hat keine Gewähr der Richtigkeit, demzufolge vertrauen Sie nicht nur auf besagten Testlauf.

Es kann durchaus sein, dass bei Ihnen eine andere Ursache vorliegt. Wie bereits erwähnt, bei Verdacht auf eine saisonale Depression auf jeden Fall auch einen Arzt zu Rate zu ziehen.

Zeit nehmen zum Vergleichen:

Wenn Sie sich mit dem Gedanken anfreunden, ein Lichttherapiegerät zu erwerben, dann verschaffen Sie sich erstmal einen Überblick der besten Lichttherapiegeräte.

Soll heißen: Nehmen Sie sich die Zeit. Suchen Sie ein Fachgeschäft auf und hören Sie dem Fachverkäufer geduldig zu. Recherchieren Sie vorab im Internet, demzufolge können Sie sachbezogene Fragen stellen.

Ein Fachmann wird alle Punkte eingehend beantworten. Sie werden bemerken, dass er erfreut ist, über die konkreten Fragen von Ihnen.

Wesentlich zu erwähnen ist: „Achten Sie nicht nur auf den Preis des Gerätes!", sondern, mehr auf die Handhabung.

Kommen Sie damit zurecht?

Das ist beherrschend. Ansonsten verlieren Sie die Freude an einer Lichttherapie.

Erwartungen etwas zurückschrauben:

Immens schnelle Erfolge dürfen Sie nicht erwarten. Alles braucht seine Zeit. Es ist zwar wissenschaftlich erwiesen, dass eine Therapie mit einem Lichtgerät Wirkung zeigt, aber für den Fortschritt, benötigen Sie Zeit und Geduld.

Den Tag richtig einteilen:

Beginnen sie die Behandlung stets morgens nach dem Aufstehen.

Das Licht signalisiert dem Körper, dass die Schlafphase vorbei ist, und füllt den Energiehaushalt für den gesamten Tag auf.

Es gibt bereits Geräte, welche den Sonnenaufgang simulieren. Sensationelles Feeling, wie im Urlaub auf Malle oder sonst wo.

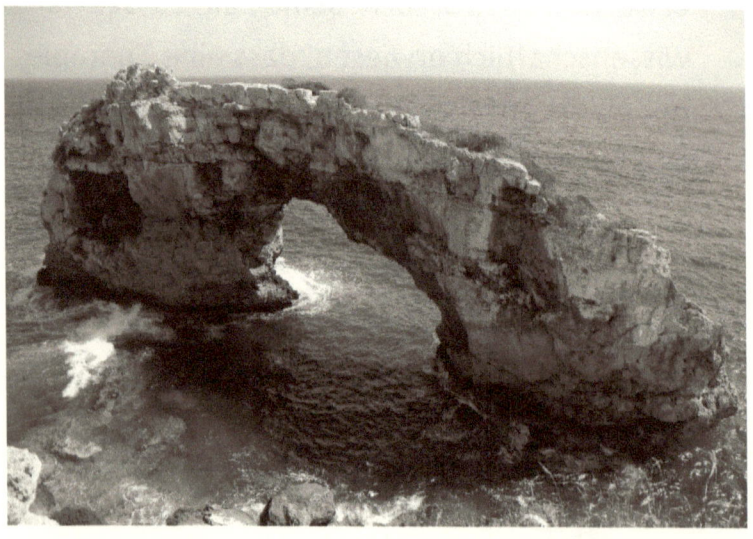

Linkliste

Taschenbuch über Baobab:

http://bit.ly/baobab-naturmittel

Flirt – Ratgeber, Treffen mit Freunden:
https://www.amazon.de/dp/B00BPC1KQU

Das große Buch der Paleo-Ernährung:
http://www.ebooksofa.bgp24.eu/blog/das-grosse-buch-der-palaeo-ernaehrung-aus-dem-riva-verlag/

Wikipedia – Links:
http://de.wikipedia.org/wiki/Winterdepression

http://de.wikipedia.org/wiki/Veganismus

http://de.wikipedia.org/wiki/Lichttherapie

Wellness-Thermen- Stars:

http://www.wellness-stars.de/Thermen

Das Youtube-Video - Tempeh-Zubereitung:

http://youtu.be/pCr-ng-ix8g?list=UUx07hJiNuynvSBI-KzxZWww

Ebooksofashop- der Shop für außergewöhnliche Produkte

http://bit.ly/miswak-afrikanischezahnbürste

http://www.bgp24.org/ebooksofashop/

Sprechende Armbanduhr, so verpassen Sie keinen Termin:

http://bit.ly/sprechende-armbanduhr

Geschenkideen, stöbern, sortieren und kaufen bei:

Jochen Schweizer:
http://bit.ly/jochen-schweizer-erlebnisse

JollyDays:
http://bit.ly/jollydays-geschenkideen

Wenn Sie im Netz recherchieren gibt es noch einige Unternehmen, welche sich auf diesem Gebiet tummeln. (dies erwähnte ich bereits) allerdings habe ich persönlich nur Erfahrung mit den beiden genannten. Soll wirklich keine Wertung sein, wie andere Firmen arbeiten.

Mein Lichttherapie-Gerät:
http://bit.ly/mein-lichttherapiegerät

Entenrezepte gibt es zum Beispiel bei:
www.kochbar.de

Ich möchte eindringlich darauf hinweisen, dass die in diesem Ratgeber genannten URLs, nicht als Werbung oder Kaufaufforderung zu sehen sind. Sie dienen einzig und allein Ihrer Informationsbeschaffung, sofern Sie möchten.

Aufgrund meiner Erfahrung ist die überwiegende Zahl der Leser und Leserinnen meiner E-Books immer stets erfreut, interessante Informationsquellen gleich zu finden, ohne lange auf die Suche gehen zu müssen.

Sollten Sie die Verlinkungen stören, sehen Sie bitte darüber hinweg oder senden Sie mir einfach eine E-Mail an:

mehrwissen57@web.de,

und teilen mir mit, was Sie stört.

Natürlich bin ich auch für positives Lob dankbar.

Weitere Kindle E-Books

Hier noch ein kleiner E-Books Hinweis zu weiter interessante Themen.

Gegebenenfalls interessiert Sie ja noch ein anderes Thema, dann klicken Sie einfach auf das jeweilige Cover, sprich Bild und innerhalb von Sekunden erhalten Sie weitere Informationen zu dem ausgesuchten Buch. Alle diese E-Book Tipps finden zum größten Teil auch auf der Bestseller – Liste von Amazon Kindle….Viel Spaß!

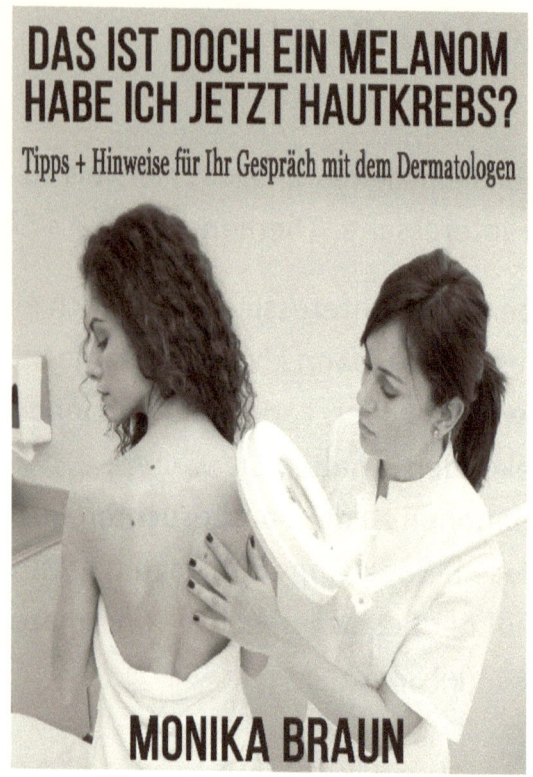

Melanome rechtzeitig erkennen

Als Taschenbuch & E-Book bestellen bei
Amazon

http://bit.ly/melanom-erkennen

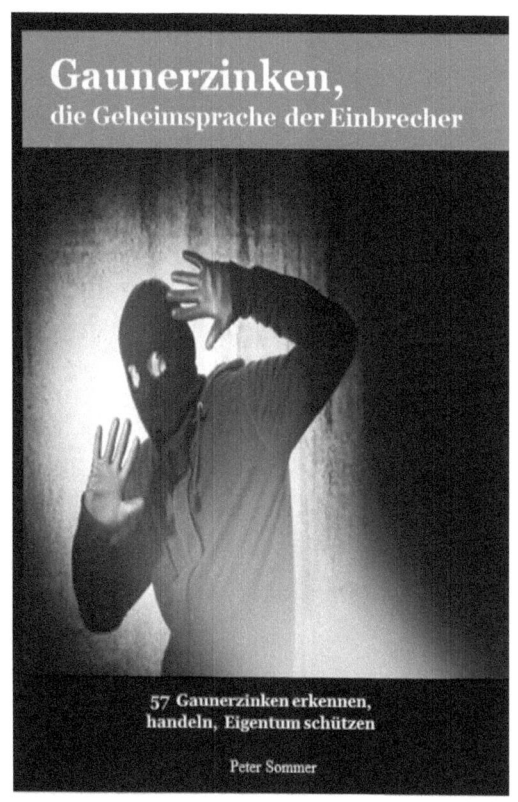

Die Geheimsprache erkennen, schützen
Sie Ihr Eigentum. Geben Sie Einbrecher
keine Chance.

Als Taschenbuch +E-Books bestellen bei
Amazon

http://bit.ly/gaunerzinken-erkennen

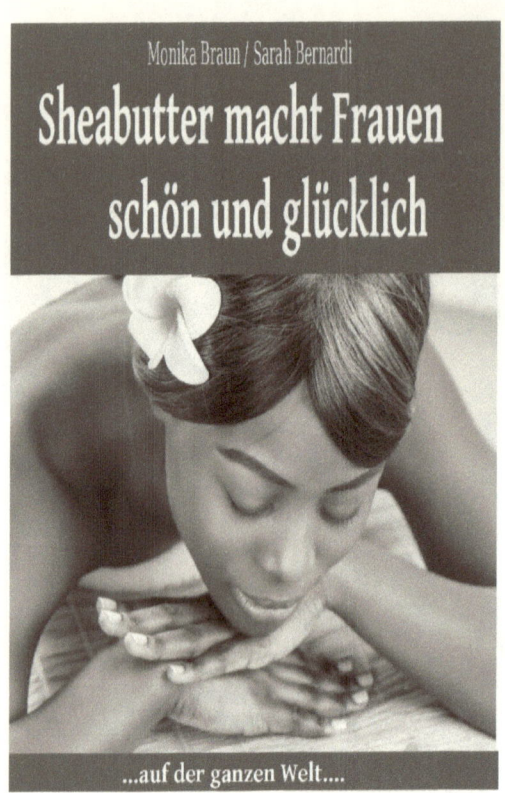

Sheabutter macht Frauen schön und glücklich....auf der ganzen Welt...

_____

Als E-Books bestellen bei Amazon

https://www.amazon.de/dp/B00BUL2506

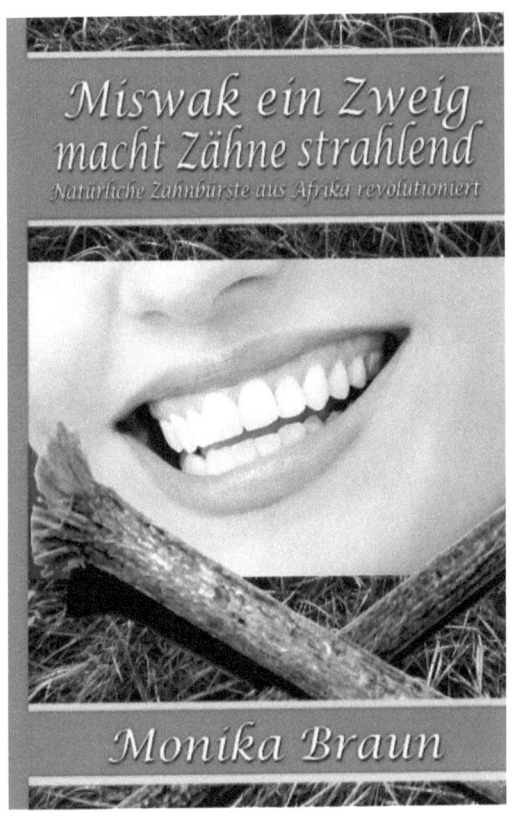

Miswak ein Zweig macht Zähne strahlend.

Natürliche Zahnbürste aus Afrika
revolutioniert

Als Taschenbuch und E-Books bestellen bei
Amazon

https://www.amazon.de/dp/B00L3D7HVS

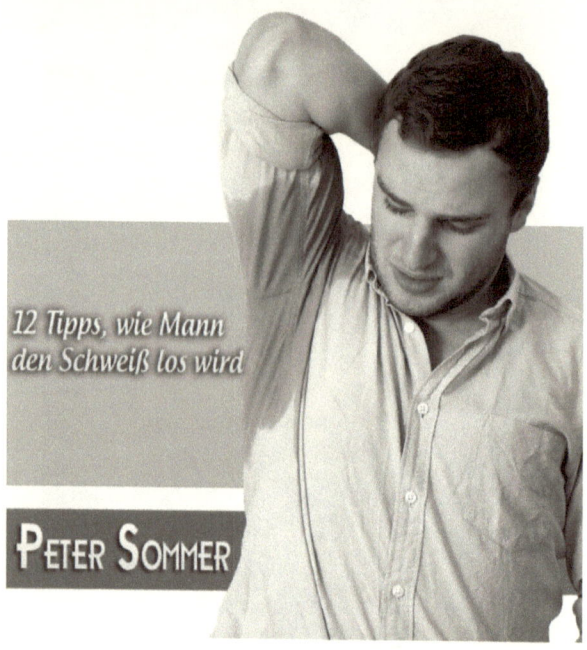

Männerschweiß

12 Tipps, wie Man den Schweiß los wird

Als Taschenbuch und E-Books bestellen bei Amazon

https://www.amazon.de/dp/B00M4S2SDS

Kangalfische, heilendes Peeling im Wasser

Als Taschenbuch & E-Book bestellen bei Amazon

https://www.amazon.de/dp/B00MTKR2NC

Impressum

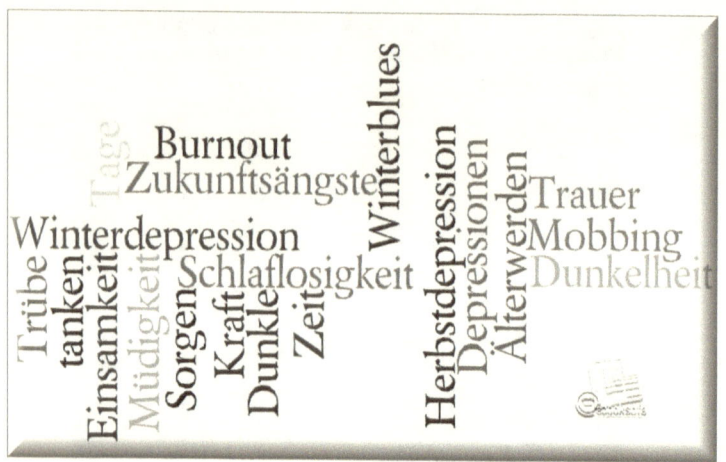

Monika Braun

mehrwissen57@web.de

Die Autorin wurde 1964 in Nordrhein Westfalen geboren und lebt heute mit Mann und Ihren zwei Kindern in einem kleinen Städtchen in Bayern. Stets ein Auge auf die Natur und Gesundheit gerichtet, schreibt Sie über diese Themen und versucht den interessierten Leser, respektive Leserinnen, über nicht so bekannte Naturheilmittel aufmerksam zu machen.

Alles, was die Autorin Monika Braun niederschreibt, ist authentisch und nachvollziehbar.

Als fürsorgende Mutter liegt Ihr das Wohl der Kinder sehr am Herzen und mit weiteren befreundeten Müttern steht Sie gerne mit Rat und Tag hilfesuchenden Müttern und Schwangeren zur Seite. Kinder sind unser aller Zukunft!

Was als Hobby begann, ist zur Leidenschaft geworden und deshalb sind bereits einige Kindle Bestseller auf dem Markt.

Monika Braun meint noch:

Wenn dieser, ich will mal sagen, Ratgeber bei Ihnen auf positiven Grund gefallen ist, freue ich mich über eine Weiterempfehlung oder einer netten Besprechung, etwa bei amazon.de. Bücher wie ebendiese leben von den Beurteilungen Ihrer Leser.

Falls Sie Fehler entdecken, teilen Sie mir diese Bitte per Email an: mehrwissen57@web.de mit. So kann ich die Patzer unkompliziert und rasch beheben. Fehler in einer Rezension zu erwähnen, schadet dem Ratgeberbuch. Und dass leider längerfristig. Solange eben, wie er auf dem Markt ist – selbst wenn dann der Mangel bereits lange behoben ist. Danke!

Kleine Anmerkung noch: Für einige detaillierte Informationen bediente ich mich der Datenbank Wikipedia. Ich hoffe, ich konnte Ihnen viele wertvolle Ratschläge geben und bedanke mich für Ihren Kauf und das Lesen bis zu diesem jetzigen Zeitpunkt.

Rechtliches

Dieses E-Books bleibt geistiges Eigentum des Autors und ist urheberrechtlich geschützt. Das E-Book darf weder ganz noch teilweise in irgendeiner Form, ohne Zustimmung des Autors, bzw. Verfassers vervielfältigt, kopiert, übersetzt, mikroverfilmt und weitergegeben, sowie auf eigenständigen Medien oder Datenbanken ab gespeichert werden. Der Autor distanziert sich von den Inhalten zu allen evtl. externen und weiterführenden Links und Webseiten, die in diesem E-Book festgehalten sind. Sollten Amazon – Verknüpfung in diesem E-Book enthalten sein, übernehmen wir keine Garantie, ob der jeweilige Artikel auf Lager ist. Bei einem Kauf über diesen Link erhält der Autor eine minimale Vermittlungsgebühr von Amazon oder einem anderen Affiliate -Partner. Welches allerdings nicht Grundlage der Nennung des Links ist, sondern nur als Information zu einem evtl. Erwerb.

Alle genannten Daten beziehen sich auf den Stand 12/2014- für womöglich Änderungen des Inhaltes wird keine Haftung übernommen.

Eine Haftung oder Mithaftung durch gesetzeswidrige Inhalte zu externen Webseiten wird ausgeschlossen, da der Autor keinen Einfluss auf die Entstehung, Entwicklung oder Veränderungen der unter den angegebenen Domains laufenden Webseiten hat.

Auch wenn Sie die rechtlichen Hinweise langweilen, aber die müssen halt sein.

Fotonachweis:

Animotionfactory:

Woman in Bathroom #4955168,

Erstellungsdatum: Juli 12, 2001

Eigene Aufnahmen (Laienaufnahmen, kann also schon mal was unscharf sein -sorry)

Photo-Objects-gekaufte LizenzAufnahmen

pixabay:

Powerfrühstück - breakfast-352461_1280-roxymjones

kite-86376_1280-andiroth

Coverdesign: **fiverrcreator**